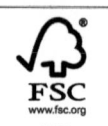

DIE YAH-DIÄT

Melanie Schmidt

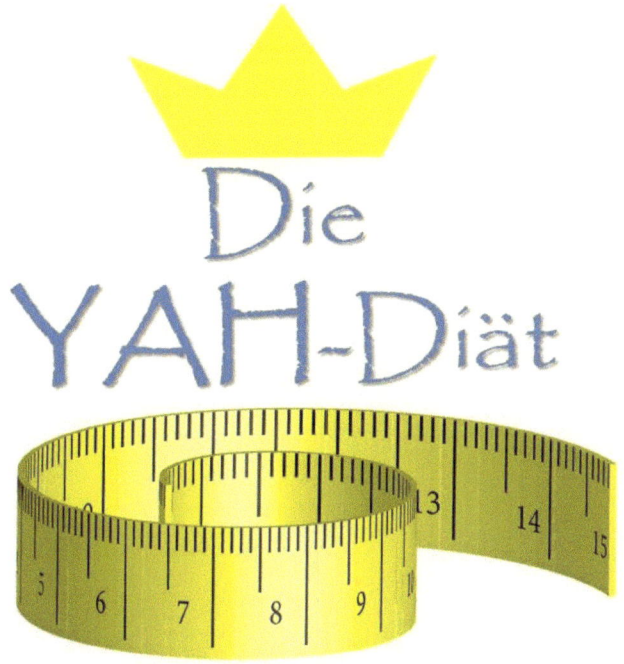

DIE YAH-DIÄT

- Leicht abnehmen ohne Sport –

TWENTYSIX – Der Self-Publishing-Verlag
Eine Kooperation zwischen der Verlagsgruppe Random House und Books on Demand
© 2020 Melanie Schmidt
Herstellung und Verlag: BoD – Books on Demand, Norderstedt
ISBN: 9783740766719
Printed in Germany
www.bet-hallelu-yah.de
www.twentysix.de

Hinweise an den Leser/die Leserin:

Im Verlauf dieses Buches wird der hebräische Originalname YAHUSHUA bzw. YAHUSHUA HA-MASHIACH [nicht der bisher vermeintlich richtige Name Yeshua!] für die griechische Übersetzung des Namens des Sohnes Gottes verwendet!

INHALT

Einleitung _____ 11

Kapitel 1: YAHUSHUA- Stimmung _____ 13

Kapitel 2: Wie ein Eremit essen _____ 23

Kapitel 3: Körper und Seele _____ 33

Kapitel 4: Reinigung und Heilung des Körpers _____ 41

Kapitel 5: Fasten (Intervallfasten) _____ 51

Anhang _____ 59

EINLEITUNG

Fast zwei Jahrzehnte vergeblicher Abnehmbemühungen mit der Hormon- und Stoffwechselkrankheit PCO liegen hinter mir und der nervenaufreibende Kampf mit der Waage. Zeigte diese mir jeden Sonntagmorgen nicht das Gewicht an, das ich nach wöchentlichen Strapazen und Opfern erwartet hatte, so war der gesamte Tag bereits im Eimer und mein Selbsthass wuchs.

Ich lag sowohl mit mir selber im Kampf, als auch mit Gott und meinem Glauben. Warum half mir Gott nicht beim Abnehmen und warum wollte Er mich lieber dick sehen?

Lange ging dies so und nachdem einfach nichts zu fruchten schien, bekam ich auf einmal im April 2019 die Eingabe, eine Art YAH-Diät („YAH" als Abkürzung des Namens Gottes YAHUAH und Seines Sohnes YAHUSHUA) zu machen, das heißt, wie ein Prophet oder Eremit in der Wüste zu leben, zu fasten, zu beten. Wie es unter anderem Johannes der Täufer oder YAHUSHUA, der Sohn Gottes, getan hatten. Wenig essen, viel beten – fast wie im Kloster.

So konnte ich am besten meinen Glauben und das Abnehmen miteinander kombinieren und innerhalb von 6 Monaten 10 Kilogramm abnehmen. Im vorliegenden Buch werdet ihr erfahren, was dazu alles nötig ist, um diese YAHUSHUAnische Diät (kurz „YAH-Diät") auch erfolgreich zu absolvieren.

Viel Spaß und gutes Gelingen,

Melanie Schmidt

(Bet-Hallelu-YAH | Haus Lobet YAH | vegane messianische Gemeinde)

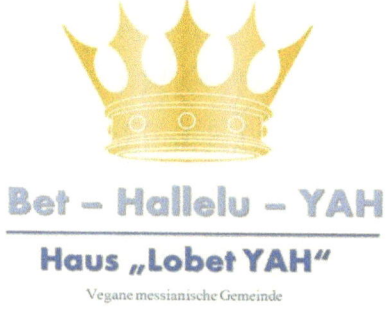

Kapitel 1: YAHUSHUA-Stimmung

Auch wenn ich als Gläubige (messianische Jüdin) ohnehin schon stets in einer Art „YAHUSHUA-Stimmung" bin, ist es doch immer von Vorteil, diese Stimmung noch zu intensivieren, um YAHUSHUA richtig nahe zu sein.

Hierbei helfen mir immer Spielfilme über YAHUSHUA, beispielsweise jener mit dem Schauspieler Henry Ian Cusick oder jener mit Robert Powell, die am besten YAHUSHUA repräsentieren. Denn es gibt auch Filme, in denen YAHUSHUA viel zu menschlich und auch zu männlich und kaum göttlich ist (wie der mit Jeremy Sisto – nicht empfehlenswert!). Beide genannten Filme bringen mich YAHUSHUA ganz nahe und bewirken, dass ich so sein möchte wie Er. Diese Stimmung ist besonders für die YAH-Diät hilfreich, wenn man wie YAHUSHUA leben, beten, essen möchte, um Gewicht zu verlieren und Seinen Glauben erhöhen sowie Gott näherkommen möchte. Auch viele tolle Lobpreis-Lieder und besonders israelische Lieder auf Hebräisch bringen einen nahe zu YAHUSHUA. Mein persönlicher „Slogan" für meine YAH-Diät, der mir in der Bibel über den Weg lief, lautet: „Ihr Gott ist ihr Bauch." (Philipper 3,19 EÜ). Meine Gedanken zu diesem besonderen Bibelvers gibt es später in diesem Buch im Kapitel 2 „Wie ein Eremit essen."

Im Grunde ist unsere YAH-Diät auch weniger eine Diät, denn Diäten sind eher Angelegenheiten, die für kurze Zeit in den Alltag integriert werden und meist einen ekligen Jojo-Effekt hinterlassen. Daher wollen wir eher „Lebenseinstellung" dazu sagen, denn indem wir uns YAHUSHUA hingeben, geben wir ja unser Leben hin. Wir werden wie Er. Natürlich kann man nie ganz so sein wie ER, man kann Seinem Wesen immer ähnlicher werden (Stufensystem); ER wandelt vorwärts und je mehr man in dieser „Schule" erreicht hat, desto ähnlicher wird man Ihm. ER verändert sich weiter und ER hört niemals auf damit, auch wenn viele meinen, Gott bzw. Sein Sohn würde sich niemals verändern. Dem ist nicht so.

Und eine Lebenseinstellung oder -umstellung ist ja auch viel effektiver, was das Abnehmen betrifft, die auch längerfristig und Gewohnheitssache ist, als etwas, das wir nur für wenige Wochen in unser Leben einlassen, um es dann gefrustet wieder von uns zu lassen.

Der erste Schritt also in die richtige Richtung dieser YAHUSHUAnischen Abnehmweise ist es also, YAHUSHUA nahe zu kommen. Sich in die richtige Stimmung zu bringen, um es auch wirklich aus der YAHUSHUAnischen Sichtweise und inneren Herzenshaltung heraus zu tun und somit zu verhindern, dass diese „Diät" zur Last wird. Wenn einem etwas zur Last wird, neigen wir dazu, es schnellstmöglich wieder abzuwerfen. Dies ging mir immer so und das Abnehmen wurde zur Tortur. Erst durch die YAHUSHUAnische Diät finde ich Gefallen am Abnehmen und die Art, wie es nun funktioniert. Ich liebe es. Ich tue es gerne und aus der richtigen Herzenshaltung heraus. Besonders die Art Herzenshaltung, dass man nicht nur abnehmen will, um schön auszusehen und bewundert zu werden. Diese Herzenshaltung sieht Gott nicht gerne und verhindert wahrscheinlich deswegen, dass es uns gelingt, abzunehmen. Meine persönliche Herzenshaltung wurde mit der Zeit die, dass das Schönaussehen und Bewundertwerden stark in den Hintergrund rückte, aber noch da war, jedoch das innere Brennen, wie YAHUSHUA in der Wüste zu leben, wie ein Eremit, nur mit dem nötigsten versorgt und schlank, dass dies zu meiner Hauptmotivation wurde abzunehmen und es seitdem gelingt. Gott erkannte meine Herzenshaltung und dass sie diesmal aufrichtig und bescheiden war und mit YAHUSHUA zu tun hatte. Mit Liebe, mit Glauben, mit Demut. Ich denke, dass es das war, was Gott die ganze Zeit von mir sehen wollte und Er es so lange verhinderte, dass ich schlank wurde, bis meine Absichten rechtens wurden. In erster Linie sollten wir für Gott abnehmen und für YAHUSHUA brennen und so werden wollen wie Er. Wie ein Prophet in der Wüste, mit wenig versorgt, nur das Gebet und die Liebe zu Gott im Herzen, das einen nährt und Kraft gibt. Erst an zweiter Stelle sollten wir für uns selber abnehmen, für die eigene Gesundheit und für das eigene Wohlbefinden. Und dann kommt erst die Stelle, an der wir für andere abnehmen, falls wir diese Stelle überhaupt zulassen. Denn nur um andere glücklich zu machen, sollten wir nicht abnehmen, wenn es nicht auch uns glücklich macht. Auf diese Weise ist die YAHUSHUA-Stimmung von großer Bedeutung, da wir so erst das Verlangen bekommen, für Gott abzunehmen und wie ein Prophet, wie ein Eremit in der Wüste wandelnd, zu werden. Propheten, Eremiten sind in der Regel schlanke Menschen, denn sie ernähren sich nur von dem, was sie kriegen können und das ist meist recht wenig – besonders in der Wüste. So stelle ich es mir immer vor, wie ein solcher Mensch durch die Wüste Israels wandert und in einer Höhle wohnt und nur ein bisschen Nahrung zum Überleben findet, gerade ausreichend, um zu überleben. Doch die Liebe zu Gott gibt ihm Kraft und lässt ihn überleben. Diese Vorstellung fasziniert mich und so möchte auch ich werden. Nun, ich muss nicht unbedingt in großer Hitze in der Wüste in einer Höhle leben, ich bevorzuge eher fruchtbare Gegenden, wo viel wächst, beispielsweise Gärten oder Wälder. Aber auch dort kann man gut wie ein Eremit leben.

Als Allererstes ist es sehr wichtig, Gott um ein gutes Fasten (in Kapitel 5: Fasten, dazu mehr) zu bitten und dass Er einen darin bitte unterstützt. Ich habe dies als Gebet folgendermaßen formuliert:

*„Lieber YAHUSHUA HA-MASHIACH,
ich bitte Dich, für mein erneutes Fastenvorhaben mir die nötige Kraft im Geiste, der Seele als auch im Körperlichen zu geben, dass ich wenig essen brauche, dass mein Verlangen nach Kaffee, Saurem, Salzigen, Süßen und Scharfen abebbt und ich nach Deinem*

Willen faste und bete und dabei einige Kilo Übergewicht verliere, ohne dass ich Sport machen muss und ohne dass es Fettschürzen gibt. Nur Deine Gnade wird mir helfen, nicht meine eigenen Leistungen und Bemühungen.

Bitte, YAHUSHUA, Sohn Gottes, hilf mir, es diesmal besser zu machen und mich dabei ganz auf Dich auszurichten, sodass Du voll und ganz für mich sorgst. Kein Wehwehchen wird mich zu einem Menschenarzt bringen, sondern Du allein wirst mir helfen in allen Gebrechen der Seele und des Leibes. Wie ein Einsiedler in der Wüste in einer Höhle hausend will ich fasten, leben und beten und auch das wenige Körpergewicht dabei erlangen, wie es ein Einsiedler, wie Johannes der Täufer, wie Du es hattest und wohl hast, mein YAHUSHUA. Das ist u.a. mein Traum, mein Wunsch, mein inniges und inneres Brennen. Hilf mir, richtig fasten zu können, nicht zu sündigen, alles zu lassen, was Dir missfällt und gebe mir den starken Willen, die Disziplin, die Ausdauer und das Durchhaltevermögen hierfür. Ich vertraue hierbei auf Dich, mein liebster YAHUSHUA. Gib mir die richtige Herzenshaltung dafür.

Liebe Heilige Geistin/Mama ImmaYAH, ich bitte

Dich, dass Du dafür bei Gott für mich bittest. Amen, im allmächtigen Namen meines so sehr geliebten Bruders YAHUSHUA HA-MASHIACH HalleluYAH!"

Anfangs habe ich meine YAHUSHUAnische Diät so begonnen, dass ich nachmittags (ich esse stets früh zu Abend, dazu im nächsten Kapitel mehr) das Abendmahl als Ersatz fürs Abendessen gemacht habe. Inzwischen mache ich es so nicht mehr, doch wem dies gefällt, der kann dies gerne so handhaben.

Wenn also der erste Schritt der richtigen Motivation und Herzenshaltung sowie eine brennende YAHUSHUA-Liebe entflammt ist, kann die eigentliche „Diät" begonnen werden.

Kapitel 2: Wie ein Eremit essen

Wie ich bereits im vorigen Kapitel das Thema etwas angerissen habe, möchte ich den Bibelspruch aus Philippus 3, 19 hier weiter erläutern. Wie gesagt, wurde mir dieser Bibelvers („Ihr Gott ist ihr Bauch") zu meinem persönlichen Abnehmslogan. Warum das? Ich selber neigte oft dazu, wahllos zu essen und mich stets damit glücklich zu machen. Ich brauchte und brauche viel Süßes. Inzwischen hab ich durch Gottes Hilfe gelernt, damit umzugehen und ich esse nur noch wenige Male im Jahr Süßes und Kuchen (meist zu meinem Geburtstag, Ostern oder Weihnachten). Meist war das viele Essen aber auch dazu nötig, da sonst mein Kreislauf und mein Herz nicht mehr so gut arbeiteten, das heißt, wenn ich merkte, ich habe zu wenig gegessen und zu wenig im Magen, kam mein Herz oft ins Stolpern und es signalisierte mir, dass zu wenig Energie im Körper vorhanden war. Somit aß ich schon im Vorhinein mehr, damit mein Körper weiter gut arbeitete und mein Herz nicht ins Stocken geriet. Doch das half dann auch nicht immer, denn wenn ich dann zu viel aß, bekam ich Atemschwierigkeiten und Luftnot, weswegen ich dann Magnesium oder Kaffee (Koffein) zu mir nehmen musste, um besser atmen zu können. Es war also ein ständiges Hin und Her und das

Abnehmen wurde dadurch ziemlich kompliziert. Auf diese Weise bekam ich es einfach nicht in den Griff. Und meist waren meine Abnehmbemühungen zu irdisch angesetzt, das heißt, ich nahm mir meine Lieblingsschauspieler oder andere Menschen, die ich toll fand (weibliche Schauspieler, Models, Sportler etc) als Vorbild, hing mir ihre Poster oder andere Bilder von ihnen an meine Zimmerwände und hatte diese ständig im Blick. Ich wollte schlank sein, toll aussehen, schöne Kleidung tragen und bewundert werden wie sie. Ich verglich mich rund um die Uhr mit diesen Vorbildern an meiner Wand und kam so nie zur Ruhe. Ich sah immer nur den großen Unterschied zwischen ihnen und mir und wie fett und hässlich ich selber war. So redete ich es mir ein. Das war im Nachhinein betrachtet auf jeden Fall ein großer Fehler. Nicht nur, dass diese ständigen Vergleiche ungesund für die Psyche sind, sondern auch die Tatsache, dass ich nie Gott in mein Abnehmvorhaben eingeladen und integriert hatte. Ich tat es aus der falschen und zu irdischen Motivation heraus und ohne, dass ich dabei die Ehre und den Lob Gottes im Blick hatte. Ich wollte es ohne Gott schaffen, wenn Er mir partout nicht helfen wollte und zog daher alleine los in meine mit Sport vollgestopfte Diätenwüste und ließ Gott außen vor. Meine Absichten waren voller Makel und auch, dass ich Gott weder die Ehre gab noch Ihn dabei hatte. Durch und durch falsch. Kein Wunder, dass Er mir nicht half. Mein Herz besaß die falsche Motivation. Es ging mir nur um das, worum es den meisten Menschen auf Erden geht: Ruhm, Schönheit, Bewunderung etc. Er wollte jedoch, dass ich es für Ihn tat, um wie YAHUSHUA zu werden, um Ihm die Ehre und das Lob und den Dank zu geben und um meinen Glauben reifen zu sehen. Ich sollte es nicht auf rein irdische Weise schaffen, sondern aus geistigen Absichten heraus. Da aber abnehmen ja mit dem Körper, also dem Irdischen zu tun hat, dachte ich nie daran, es großartig mit der Himmelswelt, dem Geistigen, mit Gott und meinem Glauben zu verbinden. Ich konnte es nie richtig unter einen Hut bringen. Doch im April 2019, um die Osterzeit, erhielt ich eine Eingabe von Gott, wie Er mir aufzeigte, wie es richtig geht, wie Er es gern sähe, wie ich abnehme. Diesmal richtig und gottgefällig. Unser Leib ist der Tempel des Heiligen Geistes und bedarf einer besonderen Behandlung. Es ist nicht nur Fleisch und man schleppt es so vor sich hin. Es ist auch etwas Geistiges, das zu wahren und gut zu behandeln und zu beschützen ist. Wenn man sein eigenes Fleisch vom Geistigen, vom Glauben abtrennt, wird es schwierig. Erst wenn ich mein Abnehmvorhaben mit meinem Glauben verbinde und es nicht aus reinem Schönheitswahn beginne, sondern aus dem tiefen inneren und brennenden Wunsch heraus wie YAHUSHUA in der Wüste zu wandeln und nur Gebete auf meinen Lippen zu tragen und Seine Liebe in meinem Herzen, das mir als Nahrung genügt, dann erst wird das Schlankwerden gelingen. Denn dann sind die Absichten klar und rein und gottgefällig. Ich entferne mich vom Treiben der Menschen auf Erden und beginne, mich mit Gott in die Wüste zu begeben, um im Geist Gottes zu reifen, meinen Glauben zu stärken und meine Liebe zu Gott zu intensivieren. All das war mir die beiden Jahrzehnte zuvor nicht klar gewesen. Nun drang alles auf mich ein, die komplette Erkenntnis. Und nun befand mich Gott als bereit dafür, es nun richtig anzugehen.

Was der genannte Bibelvers betrifft ist es genau das: Viele Menschen essen und essen und essen als gäbe es kein Morgen. Sie sehen nur im Essen einen Lebenssinn, deswegen sind sie auf dieser Erde, um zu essen. Heutzutage lässt sich ja auch an jeder Straßenecke etwas Essbares finden, sodass es gar nicht mal so einfach ist, dem zu widerstehen. Ihr Bauch ist zu ihrem Gott geworden. Dies ist nicht als Verurteilung gemeint, denn sie sehnen sich insgeheim nach etwas Größerem, einem Halt, einem Tröster. Wahrscheinlich nach Gott, doch sie leugnen es vehement und finden keinen Weg zu Ihm hin. So essen sie. Und essen. Und essen. Das verschafft ihnen Trost. Der Geist der Welt (GdW) bemächtigt sich ihrer und treibt sie so weiter weg von Gott, bei dem sie wahren Halt finden könnten. Der Geist der Welt bewirkt, dass sie so stark gesättigt sind von ihrem Essen, dass sie dann nicht mehr die Einflüsterungen der Heiligen Geistin (im Paleo Hebräischen ist der Artikel des Heiligen Geistes weiblich und wird Mama ImmaYAH / Ruach Ha-Kodesch genannt) vernehmen können, wenn ihre eigene Seele und ihr Fleisch übersättigt und trunken ist von Geist der Welt. Ein wahrer Teufelskreis. Sie haben – bewusst oder unbewusst – ihren Bauch zu ihrem Gott gemacht. Und dies gilt es aufzubrechen. In erster Linie mit der YAHUSHUA-Stimmung. Wenn dieser Schritt fruchtet, geht es meist viel leichter weiter mit dem nächsten Schritt, wie ein Eremit zu essen. Ich las vor vielen Jahren in der Autobiografie von Mahatma Gandhi einen sehr inspirierenden Spruch, der ebenso zu meinem Slogan für die YAH-Diät geworden ist: „Wir leben nicht, um zu essen, sondern wir essen, um zu (über)leben." So ist es wirklich. Wie gerade beschrieben, leben die meisten Menschen so, als wäre ihr Essen ihr Lebenssinn. Sie leben, um zu essen. Doch in Wahrheit ist unser Essen doch dazu da, dass wir überhaupt überleben können hier auf Erden in unserem Körper! Unser Körper benötigt Tag für Tag Energie, um zu funktionieren. Diese Energie erhält er von Gott, sodass das Essen stärken kann. Gott hält uns durch das Essen am Leben. Bekäme er nichts mehr davon, würde er krank und sterben. Essen hält uns am Leben. Doch Überfressen macht wiederum krank und oft endet es tödlich durch den Geist der Welt, wenn Gott es so zulässt. Wir müssen das rechte Maß im Essen finden, denn wenn Essen anfängt, die Oberhand zu bekommen, wenn es uns zu seinem Sklaven macht, wenn es zu unserem einzigen Lebenssinn wird, dann wird es gefährlich. Man kann gut und lecker und genussvoll essen, aber nicht mehr, als der Körper zum Überleben benötigt.

Ein Eremit in der Wüste isst nur das, was er finden kann und wieviel er braucht, damit sein Körper weiter funktionieren und überleben kann, denn er wird von Gott selbst versorgt, damit er in der Wüste nicht umkommt. Dies ist der wichtigste und entscheidende Punkt, der Kern, dieser YAH-Diät. Ich selber frühstücke morgens 500 ml veganen milchsauer vergorenen Karottensaft, gebe einen oder zwei Esslöffel Öl (wegen meiner Neurodermitis ein Öl mit viel Omega-3-Fettsäuren wie Nachtkerzenöl) dazu; mein Mittagessen ist ein großer Teller Nudeln oder Kartoffeln mit Gemüse und ein oder zwei Gläsern Wasser dazu. Sonntags meist noch Falafel dabei. Ich esse sehr früh zu Abend, sodass ich bis halb vier oder vier Uhr am Nachmittag (siehe hierzu Kapitel 5: Fasten) das letzte Mal gegessen habe. Zwischendurch und abends zwischen 20 und 21 Uhr gibt es noch Tee (ich bevorzuge zur Unterstützung des Bindegewebes und zur Erhaltung der Knochenstruktur sowie der Verbesserung der Atemmöglichkeit den Schachtelhalmtee/ Zinnkrauttee) und nur wenn der Hunger zu nagend ist noch eine Hand voll Erdnüsse. Ich bemühe mich darum, so wenig wie möglich zu essen, nur so viel, wie es mein Körper benötigt. Eventuell könnte man hier noch ein wenig weniger des Essens einnehmen, dies müsste ich dann aber in Etappen einfügen, da sich mein Körper und mein Herz erst daran gewöhnen müssen. Wichtig ist, dass der Hunger zu deinem Freund wird und kein Feind ist. Man muss sich mit dem Hunger anfreunden und ihn willkommen heißen. Viele von uns heutzutage wissen gar nicht mehr, was Hunger ist. Vor allem der richtig qualvolle Hunger wie in Kriegszeiten, wo wirklich kaum Nahrung vorhanden war. Heute sind viele so randvoll vollgestopft mit Essen, dass sie eher wissen was Übelkeit bedeutet als Hunger. Hunger muss also zu unserem Freund werden, denn YAHUSHUA hatte auch Hunger, als er 40 Tage und 40 Nächte in der Wüste ausgeharrt hatte und wirklich *gar nichts* zu essen oder zu trinken hatte. Wir in unserer YAH-Diät hingegen essen und trinken, aber sehr gering. Wenn sich zwischendurch Hunger einstellt und er dann auch noch auf den Kreislauf schlägt, ist es sehr gut, wenn mit viel Trinken dagegen gesteuert wird. Zum Beispiel ist hier der bereits erwähnte Schachtelhalmtee sehr gut, der klassische grüne Tee oder als Matcha, Zitronenwasser oder bei zu großem Hunger eine Handvoll Nüsse. Natürlich darf unser Getränk nicht gesüßt oder sonstwie zugesetzt sein!

Kapitel 3:
Körper und Seele

Körper

Besonders wichtig für effektives Abnehmen innerhalb der YAHUSHUAnischen Diät ist, dass man Körper und Seele miteinander in Verbindung bringt. Ich will nicht sagen in Einklang bringen, denn der Geist, die Seele ist stark und das Fleisch schwach. Ich weiß, ich bin schwach im Fleisch, aber stark im Geist, da es Gott ist, der einen stark macht. Man fühlt sich stark durch Gottes Geist. Denn in meinem Fleisch ist nichts Gutes, es macht mich schwach und träge, nur der Geist Gottes beschwingt und macht lebendig. Ich habe oft den Fehler gemacht, dass ich nur Sport gemacht und aufs Essen geachtet, aber meine Seele völlig außer Acht gelassen habe. So wurde ich immer gestresster und genervter und kam nie zur Ruhe. Und durch diesen Stress stieg dann der Cortisol-Spiegel, der wiederum bewirkt, dass Abnehmen und Gewicht verlieren unmöglich wird. Ohnehin ist Abnehmen bei meiner Krankheit, dem PCO-Syndrom, ein fast unmögliches Anliegen, weswegen es nun, dank der gottgegebenen YAHUSHUAnischen Diät, umso besser funktioniert als jede andere Abnehmbemühung zuvor!

Bei der YAHUSHUAnischen Diät – und das wird euch nun sicherlich sehr freuen – ist Sport überhaupt kein Thema. Wir machen keinen Sport. Das einzige, was ich selbst immer tue, ist herumzuspazieren. Entweder draußen oder drinnen. Je nach Größe des Raumes lässt es sich daheim auch sehr gut ausüben. Am besten ist das Herumwandern abends sehr gut, wenn zuletzt nachmittags bis 16 Uhr (dazu im 5.Kapitel mehr) gegessen und hinterher nur noch Tee getrunken wurde und höchstens eine Handvoll Nüsse. So verbrennt man sehr gut Fett und Kalorien. Es müssen ja mehr Kalorien verbrannt werden, als man am Tag zu sich genommen hatte.

Ich hatte auch – nachdem ich innerhalb von 6 Monaten 10 Kilogramm verloren hatte – aufgrund dieses Elans angefangen, Muskeltraining zu machen. Ich war so im Rausch der Glücksgefühle, dass ich dachte, ich müsse diese tolle und endlich funktionierende Abnehmmethode mit Muskeltraining unterstützen, damit alles auch schön straff wird. So rutschte ich also wieder in meine eigene Methode ab, die viel zu irdisch war und bekam dann auf der Waage die Quittung: zugenommen! Klar, Muskeln, die sich aufbauen, besitzen Gewicht und werden dann auch auf der Waage angezeigt! Das hatte ich nicht bedacht. Leider wurde ich so wieder schwerer und schwerer und konnte die stetig wieder ansteigenden Werte auf der Waage nicht ertragen. Je nachdem, wie lange nun mein Muskelaufbau dauern würde, hätte ich am Ende schon wieder diese unliebsame Zahl meines früheren Ausgangsgewichtes stehen. Auch wenn ich selber nicht zugenommen habe, sondern nur die Muskeln schwer waren, konnte ich es nicht ertragen und erkannte, dass Gott kein Muskeltraining wollte. Noch nicht. Eventuell am Ende, ehe ich vollends mein Traumgewicht erreicht habe. Das ging jetzt so einfach nicht. Ich ließ es also sofort sein und musste mich auf die Ausgangsdiät, die Gott mir eingegeben hatte, zurückbesinnen. Ich machte also keinen Sport, kein Training mehr und lief abends nur noch herum, etwa 10 bis 30 oder sogar 45 bis 60 Minuten. Je nachdem, wie viel ich konnte und wollte. Gelegentlich ging ich auch nachmittags vor meinem frühen Abendessen im Zimmer herum, um bereits die vorigen Kalorien vom Tag ein wenig zu verbrennen. Man kann zwar komplett auf Sport verzichten, obwohl Herumwandern nun nicht unbedingt zum Sport zählt und eher zur Unterstützung dient, da nur Herumsitzen ohnehin schlecht für das Herz und den Kreislauf ist und bei mir oft Blutstau und Bluthochdruck verursacht. Aber da YAHUSHUA selber viel herumgewandert ist von Ort zu Ort in Israel, wo die Landschaft sehr hügelig und schwieriger zu besteigen ist, gehört zumindest diese kleine „Sportart" in gewisser Weise hierzu. Des Weiteren habe ich noch 1 bis 3 Mal die Woche Bauchtraining mit Sit-Ups, Luftfahrradfahren und Bauchmuskeltraining der kleinen Art gemacht. Während ich herumspaziere, ziehe ich hin und wieder stark den Bauch ein, um so bereits ein wenig zu straffen, und ebenso meinen Po beim Gehen. Dieses Training ist nicht schlimm und eher ein kleines Muskeltraining, was nicht arg ins Gewicht fällt, aber gute Effekte erzielt.

Um jedoch für die Straffung des Körpers zumindest ein wenig zu tun, machte ich mir selber ein Gemisch aus reinem 100-prozentigem Zitronensaft und Kaffeewasser. Wenn ich also keinen Kaffee mehr trinke, nehme ich den aufgebrühten Kaffee und mische ihn mit Zitrone. Diese Mischung ist sonst sehr gut gegen Kopfschmerzen und Migräne, aber für mich ab sofort nicht mehr von Belang. Der Kaffee für dieses Gemisch muss aber reiner Kaffee sein, ohne jegliche weitere

Zutaten! Dies lasse ich abkühlen, schütte es in einen Glasbehälter oder eine Glassprühflasche und trage es abends auf die verschiedenen Hautstellen auf. Das strafft die Haut ohne weitere schädliche Zusätze, die es in gewöhnlichen, freiverkäuflichen Bodylotions in Drogeriemärkten gibt, und macht die Haut schön glatt und weich.

Seele

Um neben dem körperlichen Aspekt dieser besonderen Abnehmmethode die Seele nicht zu vernachlässigen, ist viel Ruhe und auch Meditation angesagt. Schon allein, um YAHUSHUA nicht nur auf körperliche Weise – wie ein Prophet in der Wüste lebend – nahezukommen. Denn viel Ruhe, Meditation und Gebet bringt einen sehr nahe an Gottes Herz. Es ist im Grunde ja wie Fasten, das auch ohne Gebet und Ruhe kaum Wert hat. Bäume zu umarmen ist auch eine Methode der Meditation und Ruhe, sowohl für einen selber als auch für den Baum selber, der jede Umarmung spürt und die von Gott kommt. Es ist, als halte man die gesamte Welt in den Armen, jeden einzelnen Baum dieser Erde. Ein wunderbares Gefühl! Auch das Abendmahl ist eine tolle Möglichkeit der Ruhe und des Gebets, das ja auch optional Teil der YAH-Diät ist.

Kapitel 4: Reinigung & Heilung des Körpers

Neben den ernährungstechnischen und bewegungstechnischen sowie ruhe- und gebetstechnischen Aspekten ist es auf jeden Fall sehr wichtig, dass der Körper mit all seinen Organen gereinigt wird. Hierzu zählt die Leberreinigung, die Nierenreinigung sowie eine Zahnheilungskur mit vielen Vitaminen und Mineralstoffen. All diese Tabletten und Kapseln (Nahrungsergänzungsmittel) würden ohne Gott natürlich nie funktionieren. Er heilt entweder direkt (Wunderheilung) oder durch diese Mittelchen indirekt.

Zu der notwendigen Leberreinigung gehören beispielsweise die Zutaten der Mariendistel, des Löwenzahns sowie die der Artischocke. Diese Reinigung in Form von Pulver oder Kapseln (ich nahm die Kapseln oft geöffnet als Pulver in Wasser verrührt ein) sollte möglichst abends unmittelbar vorm Schlafengehen eingenommen werden, da in den frühen Morgenstunden die Leber ganz besonders tätig ist in ihrer Reinigung. Ebenso die Nierenreinigung. Diese ist nicht unbedingt notwendig und kann bei jedem variieren, ob er oder sie es für notwendig befindet und auch mit den eigenen Nieren so möglich ist. Die Leberreinigung ist am wichtigsten. Und warum eine

Zahnkur? Was hat das mit der YAH-Diät zu tun? Nun, ich persönlich brauchte diese Zahnheilungskur, da ich aufgrund vieler Löcher und abgebrochener Zähne sowie eines schwer entzündeten Zahnfleisches dringend etwas unternehmen musste. Zahnärzte würden mir hier nicht mehr helfen können, nur noch mein eigener Körper und Gott konnten mir helfen. So begann ich mittels Sango Koralle (also Calcium), Magnesium, Vitamin D, Vitamin K2, Karottensaft (Provitamin A), Schachtelhalmtee und vielem mehr (vollständige Liste im Anhang) meine Zahnheilungskur. Das, was mir selber ganz schlimm vorkam, war, dass ich seitdem komplett auf Kuchen und Schokolade und jedwede Art von Süßem, also Zucker, verzichten musste. Sonst wäre die Heilung gestört und der Zersetzungsprozess der Zähne umso stärker. Das wäre dann eher eine Plus-Minus-Geschichte. Daher musste der Zucker komplett weg. Auch nach vielen Monaten danach fällt es mir manchmal noch schwer, wenn sich alle um mich herum mit Schokolade und Kuchen vollstopfen, besonders zu großen Festen. So wurde aus meinen morgendlichen Haferflocken mit Dattelsirup ab sofort Karottensaft (500ml) mit Nachtkerzenöl (2 Esslöffel), da alles, was an den Zähnen kleben bleibt, nicht gut für die Zähne ist.

Mein Abendbrot bestand dann aus Roggenbrot mit Hummus, da Roggenbrot gut für die Zähne ist. Doch auch hier war mir klar, dass ich diese Ernährungsweise von mir auch noch mal runterschrauben kann, bis ich nur noch Frühstück und Mittagessen übrig hatte. Es musste so eng geschnürt werden, sodass nur noch wenig übrigblieb. Ich spürte, dass mein Körper mit noch weniger auskommen kann, wenn er nur will und daran gewöhnt war. Wenn ich also mein frühes Abendessen komplett ausschließen konnte und stattdessen sehr viel Tee trank, dann würde es mit dem Abnehmen noch besser funktionieren und mein Körper wäre dennoch weiterhin mit allem Notwendigen versorgt.

Wenn man sich also zahnfreundlich ernährt, ist dies eigentlich schon eine eigene Diät für sich. Denn wer zahnfreundlich lebt, vermeidet von vornherein Zucker oder zu viel Salz oder Schokolade und vieles weitere. Ich nahm also zu meiner Zahnheilungskur viele Vitamine zu mir, die zum Nachwachsen der Zähne wichtig waren und versorgte somit zusätzlich meinen Körper mit allem Wichtigen, das er brauchte, um zu merken, dass wir uns nicht in einer Hungerkatastrophe befinden. Erst wenn der Körper mit ausreichend Flüssigkeit und Vitaminen sowie Mineralstoffen versorgt ist, wird ihm klar, trotz des wenigen Essens, das er bekommt, dass es keine Hungerkrise gibt und er ruhig einige Fettpolster abwerfen kann. Dies ist der Grund, warum so viele Menschen nicht abnehmen. Sie fangen an zu hungern und wollen so eine Radikaldiät. Aber unser Körper verfällt in Panik, wenn man ihm radikal alles Essen entzieht. Zunächst kann es sein, dass man ein wenig Fett und Kilos verliert, doch dann schaltet der Körper in den Sparmodus um und denkt bei sich, dass es einen Grund haben muss, warum auf einmal kein Essen mehr kommt. So behält er alles Fett bei sich, denn kein Essen bedeutet, dass eine Hungerkrise ausgebrochen sein muss, denn meist liegt ja dann auch gleichermaßen zu der Hungerkur ein Vitaminmangel vor, sodass der Körper erst recht glaubt, dass es sich hier nun um eine Krise handelt, bei der vorgesorgt werden muss. Wenn man dem Körper jedoch Essen wegnimmt, nicht komplett, aber einen Teil, dann muss das bisschen Essen, was er dann bekommt, so gesund wie möglich sein, um ihm schon allein deswegen zu signalisieren, dass keine Krise vorliegt. Zudem sollte er mit viel Vitaminen und Mineralstoffen vollgestopft werden und mit viel Flüssigkeit, sodass er zwar merkt, dass das Essen wenig, aber der Rest so gesund und ausreichend ist, dass er mit ruhigen Gewissen Fett und Kilos verlieren darf. Wir müssen unseren Körper verstehen lernen, damit wir ihn überhaupt so hinbiegen können, wie wir ihn brauchen und haben wollen. Sonst arbeiten wir gegen ihn und nicht mit ihm. Seine Funktionsweise zu verstehen ist äußerst wichtig und erst dann kann mit ihm gegen das Übergewicht gearbeitet werden.

Daher ist es auch wichtig, dass dem Körper verschiedene Reinigungen widerfahren, so wie die Leberreinigung. In der Leber sammeln sich etliche Schadstoffe, die man im Laufe seines Lebens weiteranhäuft. So verstopft die Leber irgendwann. Auch wenn man einen noch so gesunden Lebensstil pflegt, muss auch eine vermeintlich gesunde Leber irgendwann gereinigt werden. Besonders Menschen, die Medikamente einnehmen müssen, sollten ihre Leber ein paar Mal im Jahr für ein bis zwei Monate lang reinigen. Mit einer verstopften Leber ist leben und besonders abnehmen nicht so leicht. Die Leber ist verantwortlich für so viele Krankheiten, wie auch Hautprobleme oder andere Dinge, von denen man nicht glauben könnte, dass ihre Ursache in der Leber zu finden ist. Auch der Darm muss gut funktionieren und mit guten Bakterien gefüllt sein, damit gesundes Abnehmen gelingen kann. Aus diesem Grund sind milchsauer vergorene Gemüsesäfte oder generell milchsauer vergorenes Gemüse so wertvoll. Natürlich kann man auch mit verschiedenen Präparaten zur Unterstützung der Darmflora und entsprechenden Kulturen und Bakterien nachhelfen. Ich selber halte mich allerdings nur an den vegan milchsauer vergorenen Karottensaft, der mir beim Aufbau einer gesunden Darmflora helfen soll. Darüber hinaus ist Karottensaft ab einem Wert von 500ml aufwärts sehr gut für die Haut, zur Leberreinigung als auch gegen Krebszellen und Tumore. Ich habe etliche Berichte von Krebserkrankten gelesen, die im Endstadium ihrer Erkrankung waren und ihnen die Ärzte selbst nicht mehr mit einer Chemotherapie helfen konnten. Dann tranken diese Krebskranken für mehrere Monate jeden Tag konsequent 1 Liter Karottensaft und der Krebs war schlussendlich verschwunden. Sie waren vollständig geheilt. Ich selber trinke keinen ganzen Liter, obwohl mich die Idee reizt, dann noch viel besser mit diesem Wundermittel Karotte abgefüllt zu sein. Doch zunächst belasse ich es bei meinen 500ml. Fürs Abnehmen ist dies sicherlich ausreichend. Und gegen Krebs wirkt es bestimmt auch in dieser Menge, nur dauert es dann eventuell etwas länger zur Heilung, wenn man ja weniger zu sich nimmt.

Kapitel 5: Fasten

Die YAH-Diät ist, wie am Anfang bereits erwähnt, weniger eine Diät, als vielmehr eine Lebenseinstellung, -veränderung bzw. Ernährungsumstellung. Diäten kommen und gehen und wirken oft nicht. Dann bleibt man gefrustet zurück und hat meist doppelt so viel auf den Rippen als zuvor. Dann hat man eher eine Zunehmmethode angewandt, denn eine Abnehmmethode. So ist diese Diät hier eher mit Fasten zu vergleichen, denn ein wichtiger Kern ist das Intervallfasten. Ich esse von 8 Uhr bis 16 Uhr oder sogar nur bis 15:30 Uhr. Und die restliche Zeit bemühe ich mich, nichts mehr zu essen, außer ein paar Erdnüsse abends, wenn der Hunger zu stark wird und mit Übelkeit und Kopfschmerzen einhergeht. Kommt nicht so oft vor. Bis heute sind sich Experten nicht darüber einig, ob Intervallfasten gesünder und besser ist und auch, ob die spezielle Wirkweise dessen, nur bis 16 Uhr zu essen, auch so gut ist, wie es heißt. Angeblich soll es gesund sein, mindestens zwei Mal pro Woche nur bis 16 Uhr zu essen und danach gar nichts mehr. Es soll besser für die Gesundheit sein, heißt es. Ich betreibe diese spezielle Form schon seit langem, auch außerhalb dieser YAH-Diät. Ich bin nicht sicher, ob es mich gesünder macht oder glücklicher oder irgendetwas anderes. Meist habe ich dann abends dennoch Hunger und muss etwas zu mir nehmen, wenn ich nicht mit Magenknurren, Übelkeit, Kopfschmerzen und Herzstolpern ins Bett gehen will. Dennoch habe ich diese Art und Weise mit in diese YAH-Diät hineingenommen, da sie für mich doch sehr wichtig erschien. Ich esse früh zu Mittag (etwa 11 Uhr), so wäre ein Abendessen erst um 17 oder 18 Uhr für mich auch sehr schwierig, weil ich dann nicht abends, sondern nachmittags quälenden Hunger verspüren würde. So oder so, ob abends oder nachmittags, es müsste noch ein Snack dazwischen. Aber auch das wollte ich nicht. So muss ich mich mit dem Hunger anfreunden und stattdessen viel trinken, damit der Hunger nicht zu stark würde. Hier nahm ich dann stets den Schachtelhalm (Auch Ackerschachtelhalm oder Zinnkraut genannt), der von innen heraus das Bindegewebe strafft, gut für den Knochenaufbau ist und zudem viel Sauerstoff in die Lungen bringt für eine bessere Atmung. Inzwischen ist er zu meinem Lieblingstee geworden, weil er einfach sehr gut zum Abnehmen und für die Zahnkur geeignet ist.

Ein besonders wichtiger Aspekt dieser Fastenart ist jedoch auch, dass man seine Gedanken verändert. Man muss sich von alten Gedankenmustern lösen, die einem einreden, dass doch noch ein bisschen Schoki sein darf, dass ein kleines Tässchen Kaffee doch nicht so schlimm ist, dass ein winziges Stück Kuchen doch okay sei und doch so lecker und das muss jetzt einfach sein ... All diese Gedanken müssen aufgebrochen werden und mir selber hilft dabei die Zahnkur sehr. Denn indem ich weiß, dass meine Zähne und mein Zahnfleisch entzündet sind und schnell anfangen zu schmerzen und ich endlich schöne und gesunde Zähne haben wollte, ließ ich schon allein aus diesem Grund alles Süße und Ungesunde sein. Ich habe von Menschen gelesen, die selber solch eine Zahnkur absolviert hatten, aber nicht von ihrer geliebten Schokolade ablassen konnten (Gedankenmuster, wo der GdW ihnen einredete, sie sollen Süßes essen; selbe Taktik wie die Schlange im Garten Eden Adam und Eva verführend). So half ihnen ihre Zahnkur kaum etwas, da der Zersetzungsprozess schneller war und durch das Süße noch mehr angekurbelt wurde, als ihre Heilungskur es schaffen konnte, die Löcher zu stopfen, sodass ihr Resultat war: funktioniert nicht, geht lieber zum Zahnarzt! Das war natürlich die vollkommen falsche Herangehensweise an diese Zahnheilung, sodass

ich es besser machen und ab sofort keine Schokolade und keinen Kuchen mehr anrühren wollte. Ich bin ohnehin Veganerin, sodass ich eh selten an vegane Schokolade und veganen Kuchen rankomme. Auch diese gesamte YAH-Diät ist vollkommen vegan, denn nur durch Rohkost ist man eher wie ein Eremit in der Wüste, der sich von wenig ernährt. Aber neben vegan ist es auch sehr wichtig, dass man darauf achtet, keine „Gifte" einzunehmen, also schädliche Substanzen wie Maltodextrin, Glutamat (u.a. als natürliches Aroma gekennzeichnet) oder modifizierte Stärke (hierzu im Anhang die „Gifteliste"). Auch Weizen ist schädlich, da es Entzündungen fördert. So müssen einige Dinge beachtet werden, ehe die YAH-Diät starten kann. Es muss nicht zwangsläufig eine Zahnkur gemacht werden. Aber bei dieser Kur werden ja nicht nur die Zähne, sondern dein ganzes Skelett geheilt, also wenn du Osteoporose hast, ist diese Kur auch sehr gut für dich. Auch generell kann es nicht schaden, seinen Knochen etwas Gutes zu tun und ihnen alles zu zuführen, was den Zähnen, den Knochen, den Gelenken hilft, damit sie keine Löcher oder Risse bekommen bzw. bereits entstandene Schäden repariert werden können.
Und deine Gedanken werden am besten dadurch

verändert, dass du dich – wie im Kapitel 1 beschrieben
– mehr mit YAHUSHUA befasst und Er dir aufzeigt,
was wirklich wichtig ist und was zählt. Er selber hat nie
Süßkram gegessen und dies ist für die menschliche
Ernährung auch nicht wichtig. Wir Menschen haben
uns aber inzwischen so sehr an diesen süßen
Geschmack gewöhnt und unsere Zunge und unser
Gehirn so dahintrainiert, dass sie es unbedingt
brauchen, dass man fast schon von einer Art Sucht
sprechen kann. Wir sind schon so eins mit dem Geist
der Welt, dass Gott es zulässt, dass wir so stark auf
Süßkram „abfahren". Genauso wie Salz. Immer mehr
muss es sein und auch hier liegt ein Gewöhnungseffekt
vor. Daher ist es äußerst wichtig, dies radikal
aufzubrechen und nach wenigen Tagen ist bereits dieser
Effekt aufgebrochen und du brauchst keinen Zucker
und keinen Salz mehr. Ich habe es selber so erlebt.
Gelegentlich kommt an mein Essen schon noch Salz
(Kalahari Salz oder Indische Sonnenflocken anstelle
von mit Plastik behaftetem Meersalz!) dran oder es wird
ein wenig nachgesalzen. Ganz ohne Salz ist es wohl
schwierig. Aber all dies sind Gewöhnungen, die es
aufzubrechen gilt. Dein Denken muss sich ändern,
deine Einstellung muss sich ändern und dein

Geschmack muss sich ändern. Man muss sich vorstellen, dass man wirklich ein Prophet oder Eremit in der Wüste ist. Man lebt in einer Höhle. Nur mit Stoff bekleidet. Man isst nur das, was nötig ist. Kein Eremit hat je Schoki bei sich getragen oder einen Kaffee aufgebrüht. Auch Kuchen oder Gebäck sind ihm fremd. Und von Sich-vollstopfen kann keine Rede sein, so viel Essen findet er gar nicht. So viel, um zu überleben – nicht mehr und nicht weniger. Und YAHUSHUA in seinem Herzen, der ihn ernährt, der ihm hilft, der ihn immerfort begleitet. So geht das Abnehmen im Sinne Gottes wirklich.

ANHANG

Gifteliste

Wenn man folgende Begriffe irgendwo drin liest (Lebensmittel oder Kosmetika oder Medikamente), ist damit meist Dreck/Gift gemeint unter verschiedenen Namen, um dem Konsumenten die Wahrheit zu verheimlichen, sodass er nicht merkt, dass er eigentlich seinen eigenen Tod einkauft:

- Sodium Benzoate
- künstlich hergestellte Zitronen-/Citronensäure (Citric acid) [also keine normale Zitrone, die ja gesund ist!]
- Äthylalkohol (grain alcohol)
- high-fructose corn syrup
- Glukosefruktosesirup
- Mononatriumglutamat (MNG/Glutamat)
- Glutaminsäure
- nicht essenzielle Aminosäure
- hydrolysiert
- autolysiert
- Protease
- Carrageenan
- Maltodextrin
- Natriumcaseinat

- Balsamicoessig
- Gerstenmalz
- Malzextrakt
- Hefeextrakt
- Brauerhefe
- Maisstärke (besonders genmanipuliertes Mais!)
- Weizen/Weizenstärke
- modifizierte Stärke
- Gelatine
- texturiertes Eiweiß
- Molkenpulver
- Sojaprotein
- Sojasauce
- Brühe
- Bouillon
- Fonds
- Würze
- Aspartam
- Beryllium
- Canolaöl
- Nickel
- Blei
- raffinierter Rübenzucker
- Stahl

- Titaniumdioxid/Titandioxid
- Bisphenol A (BPA) [Ausgangsstoff für Kunststoff]
- Phthalate [Weichmacher]
- Parabene [Konservierungsstoffe]
- Triclosan
- Lithium
- Blei
- Kadmium
- Quecksilber
- Barium
- Kobalt
- Cäsium
- Molybdän
- Antimon
- Thallium
- Wolfram
- Uran
- Arsen
- Kupfer (obwohl wohl eine gewisse Menge Kupfer gesund sein soll ...)
- Bromid (polybromierter Diphenyläther/PBDE)
- Chlorid (Chlor in polychlorierten Biphenylen/PCB)
- Flourid

und Worte, wo der kleine Begriff „poly-„ drinsteckt, was meist „Polyester" und damit "Plastik" bedeutet.

Zähne selber heilen & neu wachsen lassen

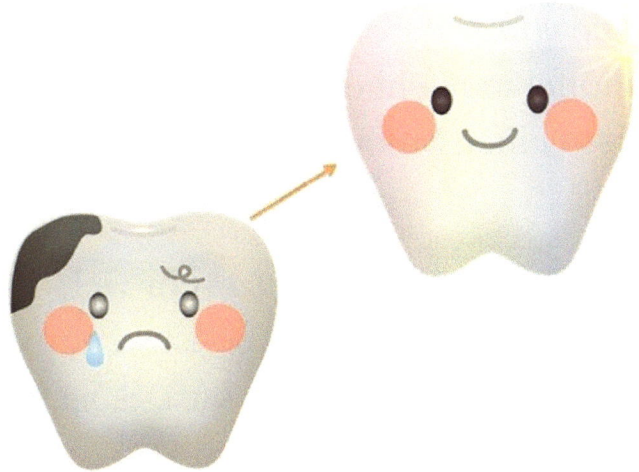

Wenn Zähne, die aus Knochen bestehen, genügend Baustoffe zugeführt bekommen, können selbst größte Löcher oder Zahnlücken mit ihnen wieder aufgefüllt werden.

Ich selber bin kein große Freund der Schulmedizin oder von Ärzten und der Pharmaindustrie und habe nun durch ein Experiment (beginnend etwa am 26.April 2019, also noch mittendrin!) herausgefunden, dass sich Zähne, die aus Knochen bestehen, selber wieder regenerieren, nachwachsen und heilen können.

Hierzu bedarf es die folgenden Zutaten, die ich euch hier auflistе, damit ihr sofort seht, welche Produkte ich genau verwende.

- **Sango Meereskoralle von Nature Love®** (ist vegan): 2 x täglich ca. 1/2 Teelöffel in reichlich Flüssigkeit einrühren oder auch in einen Smoothie oder ähnliches.

- **Shiitake Pilz Pulver von PlantaVis** (besitzt sehr viel Vitamin D, bzw. die Vorstufe davon, was sonst so nur in Fleisch vorkommt): 3 x täglich 1 Messlöffel (ca. 3,5g) in Flüssigkeit rühren oder über Speisen streuen.

[Wer Shiitake nicht gut verträgt, der nimmt stattdessen Tropfen von Vitamin D oder veganes Pulver von Vitabay.]

- **Vitamin K Komplex von Vit4ever** (besonders **Vitamin K2** ist sehr wichtig für die Zähne! Besonders im Zusammenhang mit Calcium muss dringend K2 miteingenommen werden, da Calcium sonst die Arterien verkalkt und es zu Herzproblemen kommen kann. Das Calcium wird dann vom K2 in die Knochen geführt, wo es nützt)

- **Grüner Tee** (besonders **Matcha**): Getrunken und auch als Mundspülung ideal.

Und/oder **Schachtelhalmtee von Naturix24** (auch Ackerschachtelhalm oder Zinnkraut genannt): enthält viel Kieselsäure (Silizium) zur Entspannung und Lockerung verklebter Faszien und hält Knochen und Zähne und Bindegewebe gesund und hilft somit auch beim Abnehmen.

- **Karottensaft von dmBio** (Direktsaft, täglich 500ml trinken): hilft nicht nur den Zähnen und verbessert die Knochenstruktur, sondern hilft auch in dieser angegebenen Menge dem Gehirn mit einer besseren Durchblutung. Zudem soll 1 Liter täglich getrunken sehr gut gegen Krebs helfen und ihn ganz verschwinden lassen ganz ohne Bestrahlung und Chemo!

- **Xylit** Birkenzucker als Zahnpasta und Kaugummi, Bonbons o.ä. verwenden und auch als Mundspülung. (Bonbons von **Vollzucker®** und Zahnpasta beispielsweise **Karex®**)

- **Beinwell Mundspülung von herbnaturalia®:** täglich wenigstens 20 Minuten spülen!

- **Erdnüsse** (gut für die Zähne, aber auch generell Nüsse): bei etwaiger Allergie müssen Nüsse nicht notwendigerweise dabei sein. Oben genannte Zutaten sind auch schon ausreichend!

- **Magnesium:** Eine tägliche Menge von mindestens 700 mg und besser noch bis 900 oder 1000mg sind wichtig, entgegen der irrigen Annahme, bereits 200mg würden genügen, dem ist nicht so!

- **Haferdrink mit Calcium** aus der Meeresalge Lithothamnium Calcareum. (Oder sonstiger Drink aus Mandeln oder ähnlichem mit Calcium drin.)

- **Zink von Nature Love®**

- Zahnpflegeprodukte von **Hylodent.**

- Generell zahnfreundlich essen, d.h. Weißmehle oder zuckerhaltige Sachen total drauf verzichten und eher Roggenvollkorn oder Dinkelmehl zu sich nehmen als Brot.

Wer es aber gerne zuckrig mag und das Süße nicht missen kann, darf gerne mit Stevia oder mit oben erwähnten Xylit süßen.